Ricettario per Principianti per la Dieta Vegetariana 2021

Guida Passo Passo Per Rendere Deliziosi i Vostri
Piatti Vegetariani Per Tutta la Famiglia

Jennifer Smith
Valentina Rossetti

Nessuna garanzia di alcun tipo è dichiarata o implicita. I lettori riconoscono che l'autore non si sta impegnando nella fornitura di consulenza legale, finanziaria, medica o professionale. Il contenuto all'interno di questo libro è stato derivato da varie fonti. Si prega di consultare un professionista autorizzato prima di tentare qualsiasi tecniche delineata in questo libro.

Leggendo questo documento, il lettore accetta che in nessun caso l'autore è responsabile di eventuali perdite, dirette o indirette, che si verificano a seguito dell'uso delle informazioni contenute nel presente documento, inclusi, a titolo pertanto, errori, omissioni o imprecisioni.

Indice dei contenuti

COLAZIONE E FRULLATI

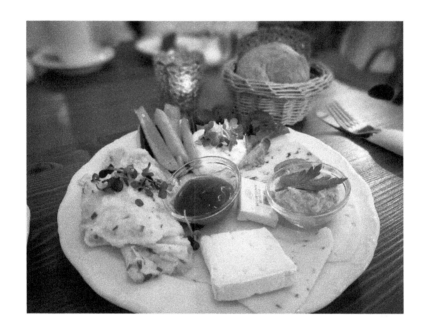

Frullato di zucca

Tempo di preparazione: 5 minuti

Porzioni 2

ingredienti:

- 1 tazza di latte non zuccherato non lattiero-caseario
- 2 banane medie, sbucciate e tagliate a quarti e congelate
- 2 date medjool, snocciolato
- 1 tazza di purea di zucca, in scatola o fresca
- 2 tazze cubetti di ghiaccio
- 1/4 cucchiaino cannella
- 2 cucchiai di semi di lino macinati
- 1 cucchiaino spezie di zucca

Indicazioni:

Frullare tutti gli ingredienti in un frullatore e servire.

nutrizione:

Calorie 272, Grassi totali 5,6g, Grassi Saturi 2,2g, Colesterolo 10mg, Sodio 75mg, Carboidrati Totali 51.9g, Fibra Alimentare 9.5g,Zuccheri Totali 29.4g, Proteine 8.2g, Vitamina D 1mcg, Calcio 204mg, Ferro 4mg,Potassio 865mg

Frullato al cioccolato da dasto

Tempo di preparazione: 5 minuti

Porzioni: 2

ingredienti

- Cacao non zuccherato in polvere: 2 cucchiai

- Latte di noci non zuccherato: 2 tazze

- Burro di mandorle: 2 cucchiai

- Datteri secchi: 4 snocciolato

- Banane congelate: 2 medie

- Cannella macinata: 1/4 cucchiaino

Indicazioni:

1. Aggiungere tutti gli ingredienti al frullatore

2. Frullare per formare una consistenza uniforme

nutrizione:

Carboidrati: 72,1 g

Proteine: 8 g

Grassi: 12,7 g

Calorie: 385 Kcal

Frullato molto berry

Tempo di preparazione: 5 minuti

Porzioni 2

ingredienti:

- 2 tazze, latte vegetale
- 2 tazze, bacche congelate o fresche
- 1/2 tazza Banane mature congelate
- 2 cucchiaini, semi di lino
- 1/4 cucchiaino, Vaniglia
- 1/4 cucchiaino, Cannella

Indicazioni:

1. Mescolare latte, semi di lino e frutta. Frullare in un frullatore ad alta potenza.
2. Aggiungere cannella e vaniglia. Frullare fino a quando liscio.
3. Servi e divertiti!

nutrizione:

Calorie 269, Grassi Totali 12,3g, Grassi Saturi 2,3g, Colesterolo 0mg, Sodio 312mg, Carboidrati Totali 37,6g, Fibra Alimentare 8.2g, Zuccheri Totali 22.9g, Proteine 6.4g, Vitamina D 0mcg, Calcio 52mg, Ferro 3mg, Potassio 528mg

Frullato mostro menta piperita

Tempo di preparazione: 5 minuti

Porzioni 1

ingredienti:

- 1 grande banana congelata, sbucciata
- 1 1/2 tazze latte non lattiero-caseario
- Una manciata di foglie di menta fresca, steli rimossi
- 1-2 manciate di spinaci

Indicazioni:

1. Aggiungere tutti gli ingredienti in un frullatore e frullare fino a quando liscio.
2. Eserti e servire

nutrizione:

Calorie 799, Grassi totali 28,1g, Grassi saturi 16,7g, Colesterolo 110mg, Sodio 645mg, Carboidrati totali 98,4g, Fibra alimentare 4,5g, Zuccheri totali 77,2g, Proteine 46,2g, Vitamina D 7mcg, Calcio 1634mg, Ferro 2mg, Potassio 1366mg

Frullato vegetariano

Tempo di preparazione: 10 minuti

Porzioni 1

ingredienti:

- 1 sedano gambo
- 1 carota sbucciata e tritata grossolanamente
- 1/2 tazza germogli di broccoli
- 1 tazza di cavolo, tritato
- 1/2 tazza prezzemolo riccio
- 1/2 pomodoro tritato grossolanamente
- 1/2 avocado
- 1 banana
- 1/2 mela verde
- 1/2 tazza latte non lattiero-caseario
- 1 cucchiaio di semi di chia
- 1 cucchiaio di semi di lino

Indicazioni:

1. Mettere tutti gli ingredienti in un frullatore.
2. Frullare fino a quando liscio. Servire immediatamente.

nutrizione:

Calorie 696, Grassi Totali 34,1g, Grassi Saturi 7g, Colesterolo 10mg, Sodio 190mg, Carboidrati Totali 90.5g, Fibra Alimentare 29.5g, Zuccheri Totali 37.2g, Proteine 18.5g, Vitamina D 1mcg, Calcio 527mg, Ferro 9mg, Potassio 2223mg

Frullato di caffè alla cannella

Tempo di preparazione: 5 minuti

Porzioni 2

ingredienti:

- 1 tazza di caffè raffreddato, regolare o decaffeinato
- 1/4 tazza latte di mandorla o non latticini
- Qualche pizzico di cannella
- 2 cucchiai di semi di canapa
- Splash estratto di vaniglia
- 2 banane congelate, tagliate in monete
- Manciata di ghiaccio

Indicazioni:

1. Raffreddare un caffè in un contenitore sigillato per un paio d'ore (o durante la notte prima di preparare questo frullato o essere pronti a usare più ghiaccio.

2. Aggiungere il latte non lattiero-caseario, la cannella, la vaniglia e i semi di canapa a un frullatore e frullare fino a quando liscio. Aggiungere il caffè e tagliare le banane e continuare a frullare fino a quando liscio.

3. Aggiungere il ghiaccio e continuare a frullare in alto fino a quando non rimangono grumi. Assaggia la dolcezza e aggiungi la tua alternativa preferita allo zucchero a base vegetale o allo zucchero.

4. Trasferire in un bicchiere e servire.

nutrizione:

Calorie 197, Grassi totali 6,4g, Grassi Saturi 0,6g, Colesterolo 0mg, Sodio 5mg, Carboidrati Totali 31.3g, Fibra Alimentare 5.2g, Zuccheri Totali 15.8g, Protein 4g, Vitamina D 0mcg, Calcio 53mg, Ferro 1mg, Potassio 582mg

Frullato verde banana

Tempo di preparazione: 5 minuti

Porzioni 1

ingredienti:

- 1 tazza di acqua di cocco
- 3/4 tazza latte a base vegetale
- 1/4 cucchiaino estratto di vaniglia
- 1 tazza da ammucchiata di spinaci imballati liberamente
- 2-3 tazze banane congelate, affettate

Indicazioni:

Frullare tutto fino a quando liscio e servire.

nutrizione:

Calorie 364, Grassi Totali 4.8g, Grassi Saturi 2.6g, Colesterolo 15mg, Sodio 111mg, Carboidrati Totali 78g, Fibra Alimentare 8g, Zuccheri Totali 45.1g, Proteine 9.6g, Vitamina D 1mcg, Calcio 257mg, Ferro 1mg, Potassio 1241mg

Dado di pistacchio di banana Frullato

Tempo di preparazione: 5 minuti

Porzioni: 4

ingredienti

- Pistacchi: 1 tazza
- Zucca cruda:175 g
- Chiodi di garofano:1
- Noce moscata:1/8 cucchiaino
- Date: 4
- Banana:1
- Zenzero macinato:1/8 cucchiaino
- Cannella macinata:1 cucchiaino
- Latte di anacardi:500 ml
- *Ghiaccio:* secondo le tue esigenze

Indicazioni:

1. Aggiungere tutti gli ingredienti al frullatore
2. Frullare ad alta velocità per renderlo liscio

nutrizione:

Carboidrati: 32,9 g

Proteine: 9,7 g

Grassi: 15 g

Calorie: 320 Kcal

Frullato di curcuma

Tempo di preparazione: 5 minuti

Porzioni 2

ingredienti:

- 2 tazze latte non lattiero-caseario come cocco, mandorla
- 2 banane medie, congelate
- 1 tazza di mango, congelato
- 1 cucchiaino curcuma, macinato grattugiato, sbucciato
- 1 cucchiaino zenzero fresco, grattugiato, sbucciato
- 1 cucchiaio di semi di chia
- 1/4 cucchiaino estratto di vaniglia
- 1/4 cucchiaino cannella, macinata
- 1 pizzico pepe, macinato

Indicazioni:

Frullare tutti gli ingredienti in un frullatore e servire

nutrizione:

Calorie 785, Grassi Totali 62,4g, Grassi Saturi 51,5g, Colesterolo 0mg, Sodio 41mg, Carboidrati Totali 60,2g, Fibra Alimentare 15g, Zuccheri Totali 33,9g, Proteine 10g, Vitamina D 0mcg, Calcio 149mg, Ferro 6mg, Potassio 1292mg

Frullato arancione

Tempo di preparazione: 5 minuti

Porzioni 2

ingredienti:

- 1 tazza fette d'arancia

- 1 tazza di pezzi di mango

- 1 tazza fragole, tritate

- 1 tazza di acqua di cocco

- Pizzicare zenzero appena grattugiato

- 1-2 tazze ghiaccio schiacciato

Indicazioni:

Metti tutto in un frullatore, mescola e servi.

nutrizione:

Calorie 269, Grassi Totali 12,3g, Grassi Saturi 2,3g, Colesterolo 0mg, Sodio 312mg, Carboidrati Totali 37,6g, Fibra Alimentare 8.2g, Zuccheri Totali 22.9g, Proteine 6.4g, Vitamina D 0mcg, Calcio 52mg, Ferro 3mg, Potassio 528mg

Coco Loco Smoothie

Tempo di preparazione: 5 minuti

Porzioni: 2

ingredienti

- Latte di cocco: 1 tazza

- Cimette di cavolfiore congelate: 1/2 tazza

- Cubetti di mango congelati: 1 tazza

- Burro di mandorle: 1 cucchiaio

Indicazioni:

1. Aggiungere tutti gli ingredienti al frullatore

2. Frullare ad alta velocità per renderlo liscio

nutrizione:

Carboidrati: 18,2 g

Proteine: 10,2 g

Grassi: 27,0 g

Calorie: 309 Kcal

Frullato di carota cremoso

Tempo di preparazione: 5 minuti

Porzioni: 4

ingredienti

- Latte di mandorla: 2 tazze
- Prugne: 60 g
- Banana: 1
- Carote: 150 g
- Noci: 30 g
- Cannella macinata:1/2 cucchiaino
- Estratto di vaniglia:1 cucchiaino
- Noce moscata macinata:1/4 cucchiaino

Indicazioni:

1. Aggiungere tutti gli ingredienti al frullatore
2. Frullare ad alta velocità per renderlo liscio

nutrizione:

Carboidrati: 14,9 g

Proteine: 3 g

Grassi: 4,5 g

Calorie: 103 Kcal

Piatti Rossi

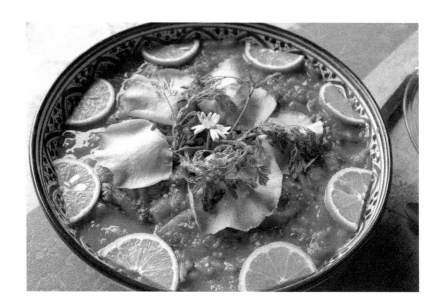

Polpette di tofu al curry

Tempo di preparazione: 5 minuti

Tempo di cottura: 25 minuti

Porzioni: 4

ingredienti:

- 3 libbre tofu macinato
- 1 cipolla gialla media, tritata finemente
- 2 peperoni verdi, desessati e tritati
- 3 spicchi d'aglio tritati
- 2 cucchiai di burro fuso
- 1 cucchiaino prezzemolo essiccato
- 2 cucchiai di salsa piccante
- Sale e pepe nero macinato a piacere
- 1 cucchiaio di curry rosso in polvere
- 3 cucchiai di olio d'oliva

Indicazioni:

1. Preriscaldare il forno a 400 F e ungere una teglia con spray da cucina.

2. In una ciotola, unire il tofu, la cipolla, i peperoni, l'aglio, il burro, il prezzemolo, la salsa piccante, il sale, il pepe nero e la polvere di curry. Con le mani, formare una palla di tofu da 1 pollice dalla miscela e posizionare sulla teglia unta.

3. Versare l'olio d'oliva sulla carne e cuocere in forno fino a quando la palla di tofu rosola all'esterno e il tempo di cottura: entro 20-25 minuti.

4. Togliere il piatto dal forno e placcare la palla di tofu.

5. Guarnire con alcuni scalogno e servire caldo su un letto di insalata di spinaci con condimento al formaggio paneer vegano allevato.

nutrizione:

Calorie:506, Grassi Totali:45,6g, Grassi Saturi:18,9g, Carboidrati Totali:11g, Fibra Alimentare:1g, Zucchero:1g, Proteine:19g, Sodio:794mg

Torta di funghi di formaggio

Tempo di preparazione: 12 minuti

Tempo di cottura: 43 minuti

Porzioni: 4

ingredienti:

Per il piecrust:

- 1/4 tazza farina di mandorle + extra per spolverare
- 3 cucchiai di farina di cocco
- 1/2 cucchiaino sale
- 1/4 tazza burro, freddo e sbriciolato
- 3 cucchiai di eritolo
- 1 1/2 cucchiaino estratto di vaniglia
- 4 uova intere

Per il riempimento:

- 2 cucchiai di burro
- 1 cipolla gialla media
- 2 spicchi d'aglio tritati
- 2 tazze funghi misti, tritati
- 1 peperone verde, desessato e a dadini
- 1 tazza fagiolini, tagliati in 3 pezzi ciascuno
- Sale e pepe nero a piacere
- 1/4 tazza di creaminuti di cocco

- 1/3 tazza di liquori acidi vegani
- 1/2 tazza latte di mandorla
- 2 uova, leggermente sbattute
- 1/4 cucchiaino polvere di noce moscata
- 1 cucchiaio di prezzemolo tritato
- 1 tazza di parmigiano grattugiato

Indicazioni:

Per la crosta pasticcera:

1. Preriscaldare il forno a 350 F e ungere una teglia con spray da cucina

2. In una grande ciotola, mescolare la farina di mandorle, la farina di cocco e il sale.

3. Aggiungere il burro e mescolare con un miscelatore elettrico a mano fino a sbriciolato. Aggiungere l'eritolo e l'estratto di vaniglia fino a quando non viene miscelato. Quindi, versare le uova una dopo l'altra mescolando fino a formare in una palla.

4. Appiattire l'impasto una superficie piana pulita, coprire in un involucro di plastica e conservare in frigorifero per 1 ora.

5. Dopo, spolverare leggermente una superficie piana pulita con farina di mandorle, scartare l'impasto e stendere l'impasto in un grande rettangolo, spessore di

1/2 - pollice e adattarsi a una teglia.

6. Versare alcuni chicchi da forno sulla pasta e cuocere in forno fino a doratura. Rimuovere dopo, versare i fagioli e consentire il raffreddamento.

Per il riempimento:

1. Nel frattempo, sciogliere il burro in una padella e soffriggere la cipolla e l'aglio fino a quando non è ammorbidito e fragrante, 3 minuti. Aggiungere funghi, peperone, fagiolini, sale e pepe nero; Tempo di cottura: per 5 minuti.

2. In una ciotola media, sbattere la crema di cocco, la panna acida vegana, il latte e le uova. Condire con pepe nero, sale e noce moscata. Mescolare il prezzemolo e il formaggio.

3. Stendere il composto di funghi nella pasta al forno e stendere il ripieno di formaggio sopra. Mettere la torta nel forno e cuocere per 30-35 minuti o fino a quando uno stuzzicadenti inserito nella torta esce pulito e dorato in cima.

4. Togliere, lasciare raffreddare per 10 minuti, affettare e servire con insalata di pomodoro arrosto.

nutrizione:

Calorie:120, Grassi Totali:9,2g, Grassi Saturi:2,3g, Carboidrati Totali:7g, Fibra Alimentare:3g, Zucchero:3g, Proteine:5g, Sodio:17mg

Pile di Zucchine Seitan

Tempo di preparazione: 15 minuti

Tempo di cottura: 18 minuti

Porzioni: 4

ingredienti:

- 1 1/2 lb seitan
- 3 cucchiai di farina di mandorle
- Sale e pepe nero a piacere
- 2 grandi zucchine, tagliate a fette da 2 pollici
- 4 cucchiai di olio d'oliva
- 2 cucchiaino miscela italiana di erbe miste
- 1/2 tazza brodo vegetale

Indicazioni:

1. Preriscaldare il forno a 400 F.
2. Tagliare il seitan a strisce e mettere da parte.
3. In un sacchetto con cerniera, aggiungere la farina di mandorle, il sale e il pepe nero. Mescolare e aggiungere le fette di seitan. Sigillare la borsa e agitare per rivestire

il seitan con il condimento.

4. Ungere una teglia con spray da cucina e disporre le zucchine sulla teglia. Condire con sale e pepe nero e cospargere con 2 cucchiai di olio d'oliva.

5. Usando le pinza, rimuovere il seitan dalla miscela di farina di mandorle, scrollarsi di usare la farina in eccesso e mettere da due a tre strisce di seitan su ogni zucchine.

6. Condire con la miscela di erbe e cospargere di nuovo con olio d'oliva.

7. Tempo di cottura: in forno per 8 minuti; rimuovere il foglio e versare con cura nel brodo vegetale. Cuocere ulteriormente per 5-10 minuti o fino a quando il seitan non cuoce.

8. Togliere dal forno e servire caldo con pane a basso contenuto di carboidrati.

nutrizione:

Calorie:582, Grassi Totali:49,7g, Grassi Saturi:18,4g, Carboidrati Totali:8g, Fibra Alimentare:3g, Zucchero:2g, Proteine:31g, Sodio:385mg

Impacchi speziati con colletto di funghi

Tempo di preparazione: 10 minuti

Tempo di cottura: 16 minuti

Porzioni: 4

ingredienti:

- 2 cucchiai di olio di avocado
- 1 cipolla gialla grande, tritata
- 2 spicchi d'aglio tritati
- Sale e pepe nero macinato a piacere
- 1 piccolo pepe jalapeño, deseedato e tritato finemente
- 1 fungo da 1/2 libbre, tagliato a cubetti da 1 pollice
- 1 tazza di riso al cavolfiore
- 2 cucchiaino salsa piccante
- 8 foglie con colletto
- 1/4 tazza yogurt semplice non zuccherato per il condimento

Indicazioni:

1. Scaldare 2 cucchiai di olio di avocado in una grande padella profonda; aggiungere e soffriggere la cipolla fino ad ammorbidire, 3 minuti.
2. Versare l'aglio, il sale, il pepe nero e il pepe jalapeño; Tempo di cottura: fino a fragrante, 1 minuto.
3. Mescolare i funghi e il tempo di cottura: entrambi i lati,

10 minuti.

4. Aggiungere il riso al cavolfiore e la salsa piccante. Soffriggere fino a quando il cavolfiore si ammorbidisce leggermente, da 2 a 3 minuti. Regolare il gusto con sale e pepe nero.

5. Disporre i collari su una superficie piana pulita e versare la miscela polimerizzo sulla parte centrale delle foglie, circa 3 cucchiai per foglia. Versare lo yogurt semplice in cima, avvolgere le foglie e servire immediatamente.

nutrizione:

Calorie:380, Grassi Totali:34,8g, Grassi Saturi:19,9g, Carboidrati Totali:10g, Fibra Alimentare:5g, Zucchero:5g, Proteine:10g, Sodio:395mg

Fettucina cremosa con piselli

Tempo di preparazione: 25 minuti

Al servizio: 4

Questo è un piatto fatto per assaggiare fantastico. Il consiglio per il successo è coprire o rivestire i noodles in così tanta lussureggiantezza.

ingredienti

- Fettuccine integrale da 16 once
- Sale e pepe nero a piacere
- 3/4 tazza latte di lino
- 1/2 tazza burro di anacardi, temperatura ambiente
- 1 cucchiaio di olio d'oliva
- 2 spicchi d'aglio tritati
- 1 1/2 tazze piselli surgelati
- 1/2 tazza basilico fresco tritato

Indicazioni

1. Aggiungere la fettuccine e 10 tazze d'acqua in una grande pentola, e tempo di cottura: a fuoco medio fino al dente, 10 minuti. Scolare la pasta attraverso un colino e mettere da parte. In una ciotola, sbattere il latte di lino, il burro di anacardi e il sale fino a quando non è liscio. accantonare.

2. Scaldare l'olio d'oliva in una padella grande e

soffriggere l'aglio fino a quando fragrante, 30 secondi.

Mescolare nei piselli, fettuccine e basilico. Snodi bene

fino a quando la pasta è ben rivestita nel sugo e condire

con un po 'di pepe nero. Piatti il cibo e servi caldo.

nutrizione:

Calorie 654

Grassi 23,7g | Carboidrati 101.9g

Proteine 18.2g

Seitan Pesto Panini

Tempo di preparazione: 15 minuti + 30 minuti di refrigerazione

Al servizio: 4

Questo è un delizioso panini a base di tutte le fonti vegetali.

ingredienti

Per il seitan:

- 2/3 tazza pesto di basilico
- 1/2 limone, spremuto
- 1 spicchio d'aglio, tritato
- 1/8 cucchiaino sale
- 1 tazza seitan tritato

Per i panini:

- 3 cucchiai di pesto di basilico
- 8 fette spesse ciabatta integrale
- Olio d'oliva per spazzolatura
- 8 fette di mozzarella vegetale
- 1 piccolo peperone giallo, desessato e tritato
- 1/4 tazza parmigiano grattugiato

Indicazioni

Per il seitan:

1. In una ciotola media, mescolare il pesto, il succo di

limone, l'aglio e il sale. Aggiungere il seitan e rivestire bene con la marinata. Coprire con un involucro di plastica e marinare in frigorifero per 30 minuti.

2. Preriscaldare una padella grande a fuoco medio e rimuovere il seitan dal frigorifero. Tempo di cottura: il seitan nella padella fino a quando non è marrone e cotto, da 2 a 3 minuti. Spegni il fuoco.

Per fare i panini:

1. Preriscaldare una pressa panini a fuoco medio. In una piccola ciotola, mescolare il pesto nelle parti interne di due fette di pane. Sulle parti esterne, applicare un po 'di olio d'oliva e posizionare una fetta con (il lato dell'olio d'oliva verso il basso nella pressa.

2. Stendere 2 fette di mozzarella a base vegetale sul pane, versare del seitan sopra. Cospargere con un po 'di peperone e un po 'di parmigiano a base vegetale. Coprire con un'altra fetta di pane.

3. Chiudere la pressa e grigliare il pane per 1-2 minuti. Capovolgere il pane e grigliare ulteriormente per 1 minuto o fino a quando il formaggio si scioglie e marrone dorato su entrambi i lati. Servire caldo.

nutrizione:

Calorie 608

Grassi 44.1g | Carboidrati 17g

Proteine 37.6g

Ciotole messicane di fagioli quinoa e lima

Tempo di preparazione: 30 minuti

Al servizio: 4

Una ciotola piena di sapori messicani con fagioli di lima e quinoa per la combinazione perfetta! Pieno di sapori e spezie.

ingredienti

- 1 cucchiaio di olio d'oliva
- 1 libbre di tofu extra sodo, premuto e tagliato in cubi da 1 pollice
- Sale e pepe nero a piacere
- 1 cipolla gialla media, finemente a dadini
- 1/2 tazza cimette di cavolfiore
- 1 pepe jalapeño, tritato
- 2 spicchi d'aglio tritati
- 1 cucchiaio di peperoncino rosso in polvere
- 1 cucchiaino cumino in polvere
- 1 (8 noccioli di mais dolce ozcan, drenato
- 1 (8 once di fagioli lima, risciacquati e drenato
- 1 tazza di quinoa a cottura rapida
- 1 (14 ozcan pomodori a dadini

- 2 1/2 tazze brodo vegetale
- 1 tazza di formaggio cheddar fatto in casa grattugiato a base vegetale
- 2 cucchiai di coriandolo fresco tritato
- 2 lime, tagliati a spicchi per guarnire
- 1 avocado medio, snocciolato, affettato e sbucciato

Indicazioni

1. Scaldare l'olio d'oliva in una pentola e il tempo di cottura: il tofu fino a doratura, 5 minuti. Condire con sale, pepe e mescolare in cipolla, cavolfiore e pepe jalapeño. Tempo di cottura: fino a quando le verdure si ammorbidiscono, 3 minuti. Mescolare in aglio, peperoncino in polvere e cumino in polvere; Tempo di cottura: per 1 minuto.

2. Mescolare in noccioli di mais dolce, fagioli lima, quinoa, pomodori e brodo vegetale. Cuocere a fuoco lento fino a quando la quinoa assorbe tutto il liquido, 10 minuti. Quinoa lanugine. Completa con il formaggio cheddar a base vegetale, coriandolo, spicchi di lime e avocado. Servire caldo.

nutrizione:

Calorie 414

Grassi 20.3g | Carboidrati 45.9g

Proteine 20.8g

Pesto Tofu Zoodles

Tempo di preparazione: 5 minuti

Tempo di cottura: 12 minuti

Porzioni taglia 4

ingredienti:

- 2 cucchiai di olio d'oliva
- 1 cipolla bianca media, tritata
- 1 spicchio d'aglio, tritato
- 2 (14 ozblocks tofu fermo, pressato e al cubo
- 1 peperone rosso medio, dissaffeso e affettato
- 6 zucchine medie, spiralizzate
- Sale e pepe nero a piacere
- 1/4 tazza pesto di basilico, olio d'oliva a base
- 2/3 tazza parmigiano grattugiato
- 1/2 tazza di mozzarella triturata
- Pinoli tostati da guarnire

Indicazioni:

1. Scaldare l'olio d'oliva in una pentola media a fuoco medio; soffriggere la cipolla e l'aglio fino ad ammorbidire e fragrante, 3 minuti.

2. Aggiungere il tofu e il tempo di cottura: fino a doratura su tutti i lati poi versare il peperone e il tempo di cottura: fino ad ammorbidirsi, 4 minuti.

3. Mescolare le zucchine, versare il pesto in cima e condire con sale e pepe nero. Tempo di cottura: per 3-4 minuti o fino a quando le zucchine si ammorbidiscono un po '. Spegnere il fuoco e mescolare con cura il parmigiano.

4. Piatto in quattro piatti, condividere la mozzarella in cima, guarnire con i pinoli e servire caldo.

nutrizione:

Calorie:79, Grassi Totali:6,2g, Grassi Saturi:3,7g, Carboidrati Totali:5g, Fibra Alimentare:2g, Zucchero:3g, Proteine:2g, Sodio:54mg

Tofu Scallopini al limone

Tempo di preparazione: 5 minuti

Tempo di cottura: 21 minuti

Porzioni: 4

ingredienti:

- 11/2 libbre braciole di tofu taglio sottile, disossate
- Sale e pepe nero macinato a piacere
- 1 cucchiaio di olio di avocado
- 3 cucchiai di burro
- 2 cucchiai di capperi
- 1 tazza brodo vegetale
- 1/2 limone, spremuto + 1 limone, affettato
- 2 cucchiai di prezzemolo appena tritato

Indicazioni:

1. Scaldare l'olio di avocado in una padella grande a fuoco medio. Condire le braciole di tofu con sale e pepe nero; Tempo di cottura: nell'olio su entrambi i lati fino a quando non è marrone e cotto, da 12 a 15 minuti. Trasferire su un piatto, coprire con un altro piatto e tenere caldo.

2. Aggiungere il burro nella padella per sciogliere e Cooking Time: i capperi fino a quando caldo e frizzante mescolando frequentemente per evitare di bruciare, 3

minuti.

3. Versare il brodo vegetale e il succo di limone, utilizzare una spatola per raschiare eventuali pezzi attaccati al fondo della padella e lasciare bollire fino a quando la salsa si riduce della metà.

4. Aggiungere di nuovo il tofu alla salsa, disporre le fette di limone in cima e cospargere con metà del prezzemolo. Lasciare cuocere a fuoco lento per 3 minuti.

5. Placcare il cibo, guarnire con il prezzemolo rimanente e servire caldo con purè cremoso di cavolfiore.

nutrizione:

Calorie:214, Grassi Totali:15,6g, Grassi Saturi:2,5g, Carboidrati Totali:12g, Fibra Alimentare:2g, Zucchero:6g, Proteine:9g, Sodio:280mg

Involtini di cavolo di grano saraceno

Tempo di preparazione: 30 minuti

Al servizio: 4

ingredienti

- 2 cucchiai di burro vegetale
- 2 tazze tofu extra firm, pressato e sbriciolato
- 1/2 cipolla dolce media, tritata finemente
- 2 spicchi d'aglio tritati
- Sale e pepe nero a piacere
- 1 tazza di semole di grano saraceno
- 1 3/4 tazze brodo vegetale
- 1 foglia di alloro
- 2 cucchiai di coriandolo fresco tritato + altro per guarnire
- 1 testa cavoli sabaudo, foglie separate (scarti tenuti)
- 1 (23 ozcanned pomodori tritati

Indicazioni

1. Sciogliere il burro vegetale in una grande ciotola e tempo di cottura: il tofu fino a doratura, 8 minuti. Mescolare la cipolla e l'aglio fino ad ammorbidire e fragrante, 3 minuti. Condire con sale, pepe nero e mescolare il grano saraceno, l'alloro e il brodo vegetale.

2. Chiudere il coperchio, lasciare bollire e quindi cuocere

a fuoco lento fino a quando tutto il liquido non viene assorbito. Aprire il coperchio; rimuovere l'alloro, regolare il gusto con sale, pepe nero e mescolare nel coriandolo.

3. Appoggiare le foglie di cavolo su una superficie piana e aggiungere da 3 a 4 cucchiai di grano saraceno cotto su ogni foglia. Arrotolare le foglie per fissare saldamente il ripieno.

4. Versare i pomodori con i succhi in una pentola media, condire con un po 'di sale, pepe nero e deporre gli involtini di cavolo nella salsa. Tempo di cottura: a fuoco medio fino a quando il cavolo si ammorbidisce, da 5 a 8 minuti. Spegnere il fuoco e sgustire il cibo su piatti da portata. Guarnire con più coriandolo e servire caldo.

nutrizione:

Calorie 1147

Grassi 112.9g | Carboidrati 25.6g

Proteine 23,8g

Braciole di tofu con fagiolini e soffritto di avocado

Tempo di preparazione: 10 minuti

Tempo di cottura: 22 minuti

Porzioni: 4

ingredienti:

Per le braciole di tofu:

- 2 cucchiai di olio di avocado
- 4 fette di tofu sodo
- Sale e pepe nero macinato a piacere

Per i fagiolini e il soffritto di avocado:

- 2 cucchiai di olio di avocado
- 1 1/2 tazze fagiolini
- 2 avocado di grandi dimensioni, dimezzati, denoccionati e tritati
- Sale e pepe nero macinato a piacere
- 6 cipolle verdi, tritate
- 1 cucchiaio di prezzemolo appena tritato

Indicazioni:

Per le braciole di tofu:

Scaldare l'olio di avocado in una padella media, condire il tofu con sale e pepe nero e friggere l'olio su entrambi i lati fino a quando non è marrone e cotto attraverso, da 12 a 15 minuti. Trasferire su un piatto e mettere da parte in uno scaldante per servire.

Per i fagiolini e il soffritto di avocado:

1. Scaldare l'olio di avocado in una padella media, aggiungere e soffriggere i fagiolini fino a sudare e leggermente ammorbidito, 10 minuti. Mescolare gli avocado (non preoccuparti se si schiacciano un po '), condire con sale e pepe nero e la metà delle cipolle verdi. Scaldare gli avocado per 2 minuti. Spegni il fuoco.

2. Sbolvernire il soffritto in piatti di servizio, guarnire con le cipolle verdi rimanenti e il prezzemolo e servire con le braciole di tofu.

nutrizione:

Calorie:503, Grassi Totali:41,9g, Grassi Saturi:14,5g, Carboidrati Totali:18g, Fibra Alimentare:2g, Zucchero:4g, Proteine:19g, Sodio:314mg

Ciotole di riso Creole Tempeh

Tempo di preparazione: 50 minuti

Al servizio: 4

Tempeh con verdure sul riso lo rende delizioso e sano.

ingredienti

- 2 cucchiai di olio d'oliva
- 1 1/2 tazze tempeh sbriciolato
- 1 cucchiaino condimento creolo
- 2 peperoni rossi, dissaffesi e affettati
- 1 tazza di riso integrale
- 2 tazze brodo vegetale
- Sale a piacere
- 1 limone, scorzato e spremuto
- 1 (8 once di fagioli neri, sgocciolati e risciacquati
- 2 erba cipollina, tritata
- 2 cucchiai di prezzemolo appena tritato

Indicazioni

1. Scaldare l'olio d'oliva in una pentola media e tempo di cottura: nel tempeh fino al marrone dorato, 5 minuti.

2. Condire con il condimento creolo e mescolare i peperoni. Tempo di cottura: fino a quando i peperoni si ammorbidiscono leggermente, 3 minuti.

3. Mescolare il riso integrale, il brodo vegetale, il sale e la scorza di limone.

4. Tempo di copertura e cottura: fino a quando il riso è tenero e tutto il liquido viene assorbito, da 15 a 25 minuti.

5. Mescolare il succo di limone, fagioli ed erba cipollina. Lasciare riscaldare per 3-5 minuti e sgustiare il cibo.

6. Guarnire con il prezzemolo e servire caldo.

nutrizione:

Calorie 216

Grassi 13,9 g | Carboidrati 13.8g

Proteine 12.7g

CONTORNI E INSALATE

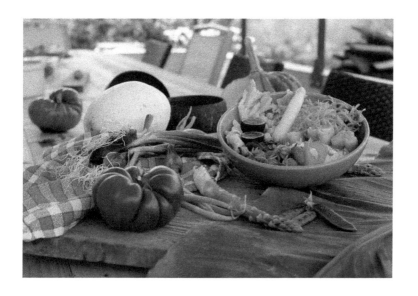

Insalata di peperone arrosto con olive

Tempo di preparazione: 10 minuti

Tempo di cottura: 20 minuti

Porzioni: 4

ingredienti:

- 8 grandi peperoni rossi, deseedati e tagliati a spicchi
- 1/2 cucchiaino eritolo
- 2 1/2 cucchiaio di olio d'oliva
- 1/3 tazza di rucola
- 1 cucchiaio di foglie di menta
- 1/3 tazza di olive Kalamata denocciolato
- 3 cucchiai di mandorle tritate
- 1/2 cucchiaio di aceto balsamico
- Formaggio feta sbriciolato per il condimento
- Pinoli tostati per il condimento

Indicazioni:

1. Preriscaldare il forno a 400o F.
2. Versare peperoni su una padella di tostatura; condire con eritolo e pioviggine con metà dell'olio d'oliva. Arrostire in forno fino a quando leggermente carbonizzato, 20 minuti. Togliere dal forno e mettere da parte.
3. Disporre la rucola in un'insalatiera, spargere peperoni

in cima, foglie di menta, olive, mandorle e cospargere di aceto balsamico e olio d'oliva rimanente. Condire con sale e pepe nero.

4. Toss; top con formaggio feta e pinoli e servire.

nutrizione:

Calorie 163, Grassi Totali 13,3g, Carboidrati Totali 6,53g, Fibra 2.2g, Carboidrati Netti 4.33g, Proteine 3.37g

Insalata di cavolfiore di bacche di mandorle-goji

Tempo di preparazione: 10 minuti

Tempo di cottura: 2 minuti

Porzioni: 4

ingredienti:

- 1 cavolfiore a testa piccola, tagliato a cimette
- 8 pomodori secchi in olio d'oliva, sgocciolati
- 12 olive verdi snocciolato, tritate grossolanamente
- 1 limone, scorzato e spremuto
- 3 cucchiai di cipolle verdi tritate
- Una manciata di mandorle tritate
- 1/4 tazza bacche di goji
- 1 cucchiaio di olio di sesamo
- 1/2 tazza crescione
- 3 cucchiai di prezzemolo tritato
- Sale e pepe nero appena macinato a piacere
- Spicchi di limone da guarnire

Indicazioni:

1. Versare il cavolfiore in una grande ciotola a microonde sicura, cospargere con un po 'd'acqua e cuocere a vapore nel microonde per 1-2 minuti o fino a quando non viene ammorbidito.

2. In una grande insalatiera, unire cavolfiore, pomodori,

olive, scorza di limone e succo di frutta, cipolle verdi, mandorle, bacche di goji, olio di sesamo, crescione e prezzemolo. Condire con sale e pepe nero, e mescolare bene.

3. Servire con spicchi di limone.

nutrizione:

Calorie 203, Grassi Totali 15,28g, Carboidrati Totali 9,64g, Fibra 3,2g, Carboidrati Netti 6,44g, Proteine 6,67g, Proteine 2,54g

Insalata tofu-dulse-noce

Tempo di preparazione: 10 minuti

Tempo di cottura: 15 minuti

Porzioni: 4

ingredienti:

- 1 (7 ozblock tofu extra firm
- 2 cucchiai di olio d'oliva
- 2 cucchiai di burro
- 1 tazza di asparagi, tagliati e dimezzati
- 1 tazza fagiolini, tagliati
- 2 cucchiai di dulse tritato
- Sale e pepe nero appena macinato a piacere
- 1/2 limone, spremuto
- 4 cucchiai di noci tritate

Indicazioni:

1. Posizionare il tofu tra due asciugamani di carta e lasciare ammollo per 5 minuti. Dopo, rimuovere gli asciugamani e tritare a cubetti.

2. Scaldare l'olio d'oliva in una padella e friggere il tofu fino a doratura, 10 minuti. Rimuovere su un piatto foderato di carta assorbente e mettere da parte.

3. Sciogliere il burro in padella e soffriggere asparagi e fagiolini fino ad ammorbidire, 5 minuti. Aggiungere

dulse, condire con sale e pepe nero, e Cooking Time:

fino ad ammorbidire. Mescolare in tofu e soffriggere

per 5 minuti.

4. Piatto, versare con succo di limone e spargere le noci in

cima.

5. Servire caldo.

nutrizione:

Calorie 237, Grassi Totali 19,57g, Carboidrati Totali 5.9g, Fibra

2.1g, Carboidrati Netti 3.89, Proteine 12.75g

Insalata calda di funghi e pepe d'arancia

Tempo di preparazione: 10 minuti

Tempo di cottura: 8 minuti

Porzioni: 4

ingredienti:

- 2 cucchiai di olio di avocado
- 1 tazza funghi misti, tritati
- 2 peperoni arancioni, desessati e affettati finemente
- 1 spicchio d'aglio, tritato
- 2 cucchiai di salsa al tamarindo
- 1 cucchiaino acero (senza zucchero
- 1/2 cucchiaino salsa piccante
- 1/2 cucchiaino pasta di zenzero fresca
- Semi di sesamo da guarnire

Indicazioni:

1. A fuoco medio, scaldare metà dell'olio di avocado in una padella grande, soffriggere funghi e peperoni fino a quando leggermente ammorbidito, 5 minuti.

2. In una piccola ciotola, sbattere aglio, salsa di tamarindo, sciroppo d'acero, salsa piccante e pasta di zenzero. Aggiungere la miscela alle verdure e soffriggere per 2-3 minuti.

3. Spegnere il fuoco e l'insalata di piatti. Versare con olio

di avocado rimanente e guarnire con semi di sesamo.

4. Servire con tofu alla griglia.

nutrizione:

Calorie 289, Grassi Totali 26,71g, Carboidrati Totali 9g, Fibra 3.8g, Carboidrati Netti 5.2g, Protein 4.23g

ZUPPE E STUFATI

Zuppa di piselli spaccata ai funghi Shiitake

Tempo di preparazione: 10 minuti

Tempo di cottura: 6 ore

Tempo totale: 6 ore e 10 minuti

Porzioni: 12

ingredienti:

- 1 tazza di piselli spalati secchi e verdi
- 2 tazze sedano, tritato
- 2 tazze carote a fette
- 1 1/2 tazze di cavolfiore, tritato
- 2 once di funghi shiitake essiccati, tritati
- 9 once cuori di carciofo congelati
- 11 tazze d'acqua
- 1 cucchiaino di aglio in polvere
- 1 1/2 cucchiaino di cipolla in polvere
- 1/2 cucchiaino di pepe nero
- 1 cucchiaio di prezzemolo
- 1/2 cucchiaino di zenzero
- 1/2 cucchiaino di semi di senape macinata

- 1/2 cucchiaio di aceto di riso integrale

Come prepararsi:

1. Aggiungere tutti gli ingredienti a un fornello lento.

2. Indossare il coperchio lento del fornello e il tempo di cottura: per 6 ore a fuoco basso.

3. Una volta fatto, guarnire come desiderato.

4. Servire caldo.

Valori nutrizionali:

Calorie 361

Grasso totale 16,3 g

Grassi saturi 4,9 g

Colesterolo 114 mg

Sodio 515 mg

Carboidrati totali 29,3 g

Fibra 0,1 g

Zucchero 18,2 g

Proteine 3,3 g

Zuppa di spinaci al basilico

Tempo di preparazione: 10 minuti

Tempo di cottura: 5 ore. 5 minuti

Tempo totale: 5 ore. 15 minuti

Porzioni: 06

ingredienti:

- 8 once di patate, a dadini
- 1 cipolla media, tritata
- 1 grande spicchio d'aglio, tritato
- 1 cucchiaino di senape in polvere
- 3 tazze d'acqua
- 1/4 di cucchiaino di sale
- Pepe di cayenna macinato
- 1/2 tazza di aneto fresco confezionato
- 10 once di spinaci surgelati

Come prepararsi:

1. In un fornello basso, aggiungere olio d'oliva e cipolla.
2. Soffriggere per 5 minuti e poi ssarsi nel resto degli ingredienti della zuppa.
3. Indossare il coperchio lento del fornello e il tempo di cottura: per 5 ore a fuoco basso.
4. Una volta fatto, purea la zuppa con un frullatore a

mano.

5. Servire caldo.

Valori nutrizionali:

Calorie 162

Grasso totale 4 g

Grassi saturi 1,9 g

Colesterolo 25 mg

Sodio 101 mg

Totale carboidrati 17,8 g

Zucchero 2.1 g

Fibra 6 g

Proteine 4 g

Zuppa di piselli dagli occhi neri con pesto d'oliva

Tempo di preparazione: 10 minuti

Tempo di cottura: 3 ore. 5 minuti

Tempo totale: 3 ore. 15 minuti

Porzioni: 04

ingredienti:

Zuppa:

- 1 porro, tagliato
- 1 cucchiaio di olio d'oliva
- 1 spicchio d'aglio, tritato
- 1 carota piccola, tritata
- 1 gambo timo fresco, tritato
- 1 (piselli dagli occhi neri da 15 oncia, sgocciolati e risciacquati
- 2 1/2 tazze brodo vegetale
- 1/2 cucchiaino di sale
- 1/4 cucchiaino di pepe nero

Pesto:

- 1 1/4 tazze di olive verdi denocciolato
- 1/4 tazza foglie di prezzemolo
- 1 spicchio d'aglio
- 1 cucchiaino capperi, drenato
- 1 cucchiaio di olio d'oliva

Come prepararsi:

1. In un fornello lento, aggiungere olio d'oliva, carota, porro e aglio.

2. Soffriggere per 5 minuti e poi ssarsi nel resto degli ingredienti della zuppa.

3. Indossare il coperchio lento del fornello e il tempo di cottura: per 3 ore a fuoco basso.

4. Nel frattempo, frullare gli ingredienti del pesto in un frullatore fino a quando liscio.

5. Frullare la zuppa nel fornello lento con un mixer a mano.

6. Top con pesto preparato.

7. Servire caldo.

Valori nutrizionali:

Calorie 72

Grasso totale 15,4 g

Grassi saturi 4,2 g

Colesterolo 168 mg

Sodio 203 mg

Carboidrati totali 28,5 g

Zucchero 1,1 g

Fibra 4 g

Proteine 7,9 g

Zuppa da giardino senza fagioli

Tempo di preparazione: 10 minuti

Tempo di cottura: 4 ore. 5 minuti

Tempo totale: 4 ore. 15 minuti

Porzioni: 04

ingredienti:

- 1 cipolla media, a dadini
- 2 spicchi d'aglio tritati
- 1 peperone verde, a dadini
- 1 peperone rosso, a dadini
- 2 carote, sbucciate e a dadini
- 1 zucchine medie, a dadini
- 1 melanzane piccole, a dadini
- 1 pepe di banana piccante, seminato e tritato
- 1 pepe jalapeño, seminato e tritato
- 1 lattine (28 pomodori ouncediced
- 3 tazze brodo vegetale
- 1 1/2 cucchiaio di peperoncino in polvere
- 2 cucchiaini di paprika affumicata
- 1 cucchiaio di cumino
- 2 cucchiai di origano fresco, tritato
- 2 cucchiai di coriandolo fresco, tritato

- Sale e pepe nero a piacere

- Alcuni trattini di fumo liquido

Come prepararsi:

1. In un fornello lento, aggiungere olio d'oliva e cipolla.

2. Soffriggere per 5 minuti e poi ssarsi nel resto degli ingredienti.

3. Indossare il coperchio lento del fornello e il tempo di cottura: per 4 ore a fuoco basso.

4. Una volta fatto mescolare bene.

5. Servire caldo.

Valori nutrizionali:

Calorie 305

Grasso totale 11,8 g

Grassi saturi 2,2 g

Colesterolo 56 mg

Sodio 321 mg

Carboidrati totali 34,6 g

Fibre 0,4 g

Zucchero 2 g

Proteine 7 g

Caldo Verde A La Funghi

Tempo di preparazione: 10 minuti

Tempo di cottura: 5 ore. 5 minuti

Tempo totale: 5 ore. 15 minuti

Porzioni: 08

ingredienti:

- 1/4 tazza di olio d'oliva
- 10 once di funghi a bottone, puliti e affettati
- 11/2 cucchiaini di paprika affumicata
- 1 pizzico pepe di cayenna macinato
- 1 cucchiaino di sale
- 1 cipolla grande, a dadini
- 2 spicchi d'aglio tritati
- 2 libbre di patate russet, pelate e a dadini
- 7 tazze brodo vegetale
- 8 once di cavolo, affettato
- 1/2 cucchiaino di pepe nero

Come prepararsi:

1. In una padella scaldare l'olio da cucina e soffriggere i funghi per 12 minuti.
2. Condire i funghi con sale, pepe di caienna e paprika.
3. Aggiungere olio d'oliva e cipolla a un fornello lento.
4. Soffriggere per 5 minuti e poi ssarsi nel resto degli

ingredienti della zuppa.

5. Indossare il coperchio lento del fornello e il tempo di cottura: per 5 ore a fuoco basso.

6. Una volta fatto, purea la zuppa con un frullatore a mano.

7. Mescolare in funghi saltati.

8. servire.

Valori nutrizionali:

Calorie 231

Grasso totale 20,1 g

Grassi saturi 2,4 g

Colesterolo 110 mg

Sodio 941 mg

Carboidrati totali 20,1 g

Fibra 0,9 g

Zucchero 1,4 g

Proteine 4,6 g

Zuppa di piselli dagli occhi neri con verdure

Tempo di preparazione: 10 minuti

Tempo di cottura: 5 ore.

Tempo totale: 5 ore. 10 minuti

Porzioni: 04

ingredienti:

- 1/2 tazza di piselli dagli occhi neri
- 1/2 tazza lenticchie marroni
- 1 cucchiaino di olio
- 1/2 cucchiaino di semi di cumino
- 1/2 tazza cipolle, tritate
- 5 spicchi d'aglio, tritati
- Pezzo di zenzero da 1 pollice tritato
- 1 cucchiaino di coriandolo macinato
- 1/2 cucchiaino di cumino macinato
- 1/2 cucchiaino di curcuma
- 1/4 cucchiaino di pepe nero
- 1/2 cucchiaino di cayenna in polvere
- 2 pomodori, tritati
- 1/2 cucchiaino di succo di limone
- 1 cucchiaino di sale
- 2 1/2 tazze di acqua

- 1/2 tazza spinaci tritati
- 1/2 tazza di fagiolini tritati

Come prepararsi:

1. Aggiungere olio d'oliva e semi di cumino a un fornello lento.

2. Soffriggere per 1 minuto e poi ssarsi nel resto degli ingredienti.

3. Indossare il coperchio lento del fornello e il tempo di cottura: per 5 ore a fuoco basso.

4. Una volta fatto, guarnire come desiderato

5. Servire caldo.

Valori nutrizionali:

Calorie 197

Grasso totale 4 g

Grassi saturi 0,5 g

Colesterolo 135 mg

Sodio 790 mg

Carboidrati totali 31 g

Fibra 12,2 g

Zucchero 2,5 g

Proteine 11 g

Zuppa di patate dolci e arachidi

Tempo di preparazione: 10 minuti

Tempo di cottura: 4 ore. 5 minuti

Tempo totale: 4 ore. 15 minuti

Porzioni: 06

ingredienti:

- 1 cucchiaio d'acqua
- 6 tazze patate dolci, sbucciate e tritate
- 2 tazze cipolle, tritate
- 1 tazza di sedano, tritato
- 4 grandi spicchi d'aglio, tritati
- 1 cucchiaino di sale
- 2 cucchiaini di semi di cumino
- 31/2 cucchiaini di coriandolo macinato
- 1 cucchiaino di paprika
- 1/2 cucchiaino di scaglie di peperone rosso schiacciate
- 2 tazze brodo vegetale
- 3 tazze d'acqua
- 4 cucchiai di zenzero fresco, grattugiato
- 2 cucchiai di burro naturale di arachidi
- 2 tazze di ceci cotti
- 4 cucchiai di succo di lime

- Coriandolo fresco, tritato
- Arachidi tritate, per guarnire

Come prepararsi:

1. In un fornello lento, aggiungere olio d'oliva e cipolla.
2. Soffriggere per 5 minuti e poi sperperare nel resto degli ingredienti della zuppa tranne i ceci.
3. Indossare il coperchio lento del fornello e il tempo di cottura: per 4 ore a fuoco basso.
4. Una volta fatto, frullare la zuppa con un frullatore a mano.
5. Mescolare i ceci e guarnire con coriandolo e arachidi.
6. Servire caldo.

Valori nutrizionali:

Calorie 201

Totale Grassi 8,9 g

Grassi saturi 4,5 g

Colesterolo 57 mg

Sodio 340 mg

Totale carboidrati 24,7 g

Fibra 1,2 g

Zucchero 1,3 g

Proteine 15,3 g

Zuppa di salsa di lenticchie rosse

Tempo di preparazione: 10 minuti

Tempo di cottura: 17 minuti

Tempo totale: 27 minuti

Porzioni: 06

ingredienti:

- 1 1/4 tazze lenticchie rosse, risciacquate
- 4 tazze d'acqua
- 1/2 tazza peperone rosso a dadini
- 1 1/4 tazze salsa rossa
- 1 cucchiaio di peperoncino in polvere
- 1 cucchiaio di origano essiccato
- 1 cucchiaino di paprika affumicata
- 1/4 cucchiaino di pepe nero
- 3/4 tazza mais dolce congelato
- Sale a piacere
- 2 cucchiai di succo di lime

Come prepararsi:

1. In una casseruola, aggiungere tutti gli ingredienti tranne il mais.

2. Mettere sul coperchio della casseruola e sul tempo di cottura: per 15 minuti a fuoco lento.

3. Mescolare il mais e il tempo di cottura: per altri 2

minuti.

4. servire.

Valori nutrizionali:

Calorie 119

Grasso totale 14 g

Grassi saturi 2 g

Colesterolo 65 mg

Sodio 269 mg

Carboidrati totali 19 g

Fibra 4 g

Zucchero 6 g

Proteine 5g

Zuppa di verdure vellutate

Tempo di preparazione: 10 minuti

Tempo di cottura: 2 ore e 2 minuti

Tempo totale: 2 ore. 12 minuti

Porzioni: 4

ingredienti:

- 1/2 cipolla dolce, tritata
- 4 spicchi d'aglio, tritati
- 1 broccoli a testa piccola, tritati
- 2 gambi sedano, tritati
- 1 tazza di piselli verdi
- 3 cipolle verdi, tritate
- 23/4 tazze brodo vegetale
- 4 tazze verdi frondosi
- 1 (15 oncia di fagioli cannellini
- Succo da 1 limone
- 2 cucchiai di aneto fresco, tritato
- 5 foglie di menta fresca
- 1 cucchiaino di sale
- 1/2 tazza di latte di cocco
- Erbe fresche e piselli, per guarnire

Come prepararsi:

1. In un fornello lento, aggiungere olio d'oliva e cipolla.

2. Soffriggere per 2 minuti e poi ssarsi nel resto degli ingredienti della zuppa.

3. Indossare il coperchio lento del fornello e il tempo di cottura: per 2 ore a fuoco basso.

4. Una volta fatto, frullare la zuppa con un frullatore a mano.

5. Guarnire con erbe fresche e piselli.

6. Servire caldo.

Valori nutrizionali:

Calorie 205

Grasso totale 22,7 g

Grassi saturi 6,1 g

Colesterolo 4 mg

Sodio 227 mg

Totale carboidrati 26,1 g

Fibra 1,4 g

Zucchero 0,9 g

Proteine 5,2 g

Zuppa di lenticchie ingrediente

Tempo di preparazione: 50 minuti

Porzioni: 2

ingredienti

- Lenticchie marroni: 1 1/4 tazze
- Foglie fresche di rosmarino: 2 1/2 cucchiaio tritate
- Cipolla: 1 grande tritato
- Sale marino: secondo i tuoi gusti
- Pepe nero: 1/4 cucchiaino
- Acqua: 6 tazze

Indicazioni:

1. Prendi una grande casseruola e aggiungi 1/3 tazza d'acqua e porta a ebollizione
2. Aggiungere le cipolle tritate e abbassare il fuoco a medio
3. Mescolare con intervalli per 10 minuti fino a quando la cipolla cambia colore
4. Aggiungere sale, pepe e rosmarino e continuare a mescolare per un minuto
5. Aggiungere lenticchie e acqua residua nella padella e coprire e tempo di cottura: per 20 minuti
6. Abbassare il fuoco e continuare a cuocere a fuoco lento per altri 15 minuti

7. Mescolare e rompere alcune lenticchie nei minuti finali

8. Frullare la zuppa se ti piace una consistenza cremosa

9. Aggiungere più sale e pepe se necessario e servire

nutrizione:

Carboidrati: 20 g

Proteine: 8,5 g

Grassi: 0,4 g

Calorie: 150 Kcal

Ingrediente Carota e Zuppa di Lenticchie Rosse

Tempo di preparazione: 40 minuti

Porzioni: 3

ingredienti

- Lenticchie rosse divise: 1 tazza
- Carote: 1 tazza grattugiata
- Acqua: 6 tazze
- Cipolla: 1 grande tritato grossolanamente
- Sale marino fine: secondo i tuoi gusti

Indicazioni:

1. Prendi una grande casseruola e aggiungi acqua e porta a ebollizione
2. Aggiungere le cipolle tritate, carote, lenticchie e sale e portare a ebollizione
3. Abbassare il calore a medio e tempo di cottura: per 20 minuti con copertura parziale
4. Aggiungere la miscela al frullatore ad alta velocità per fare una purea
5. Sbattere in acqua se lo si desidera
6. Aggiungere di nuovo alla padella e riscaldare lentamente a fiamma bassa per 10-15 minuti
7. Aggiungere erbe o spezie nel mezzo per aumentare il gusto

nutrizione:

Carboidrati: 15,3 g

Proteine: 6,2 g

Grassi: 0,3 g

Calorie: 90 Kcal

Ingrediente Enchilada Zuppa

Tempo di preparazione: 25 minuti

Porzioni: 3

ingredienti

- Pomodori: 1 tazza schiacciata
- Salsa vegana di enchilada rossa: 1,5 tazze
- Fagioli neri: 2 tazze possono risciacquare e drenare

Indicazioni:

1. Prendi una casseruola di medie dimensioni e aggiungi pomodori schiacciati e salsa enchilada
2. Riscaldare su una fiamma media per addensarla per 6-8 minuti
3. Aggiungere i fagioli alla padella e abbassare il calore al minimo
4. Tempo di cottura: per 8-10 minuti
5. Servire con eventuali condimenti, se lo si desidera

nutrizione:

Carboidrati: 27,4 g

Proteine: 11g

Grassi: 1 g

Calorie: 166,4 Kcal

SALSE E CONDIMENTI

Sugo di carota di patate

Tempo di preparazione: 20 MinutiServing: 2 tazze di sugo ingredienti:

- 1 patata, sbucciata e tritata
- 1/2 lb (circa 4carrots, tritato
- 2 tazze d'acqua
- 1 cucchiaino aglio in polvere
- 1 cucchiaino polvere di cipolla
- 1 cucchiaino sale
- 1/2 cucchiaino curcuma
- 2 cucchiai di lievito nutrizionale
- 2 cucchiaino salsa di soia

Indicazioni:

1. Aggiungere patate e carota a Instant Pot insieme all'acqua.

2. Coprire la pentola con coperchio. Impostare la maniglia di rilascio del vapore su "sigillare" e accendere il pulsante manuale per 7 minuti su alta pressione.

3. Quando il timer svia, lasciare che rilasci naturalmente vapore per 5 minuti e quindi cambiare la maniglia dello stelo in "sfiato" per rilasciare il vapore rimanente.

4. Aggiungere il resto degli ingredienti a Instant Pot® e utilizzando un frullatore ad immersione, preparare il sugo direttamente in Instant Pot.

5. Per rendere il sugo più sottile basta aggiungere un po 'più d'acqua.

salsa barbecue

Tempo di preparazione: 5 minuti

Tempo di cottura: 0 minuti

Porzioni: 16

ingredienti:

- 8 once salsa di pomodoro
- 1 cucchiaino di aglio in polvere
- 1/4 di cucchiaino di pepe nero macinato
- 1/2 cucchiaino. sale marino
- 2 Cucchiai di senape di Digione

- Stevia a 3 pacchetti
- 1 cucchiaino di melassa
- 1 cucchiaio di aceto di sidro di mele
- 2 cucchiai tamari
- 1 cucchiaino di amino liquidi

Indicazioni:

1. Prendere una ciotola media, posizionare tutti gli ingredienti in esso e mescolare fino a quando combinato.
2. Servire subito

Valore nutrizionale:

Calorie: 29 Cal

Grasso: 0,1 g

Carboidrati: 7 g

Proteine: 0,1 g

Fibra: 0,1 g

Pesto da giardino

Tempo di preparazione: 5 minuti

Tempo di cottura: 0 minuti

Porzioni: 10

ingredienti:

- 1/4 tazza pistacchi, sgusciati
- 3/4 tazza foglie di prezzemolo
- 1 tazza foglie di coriandolo
- 1/2 cucchiaino di aglio tritato
- 1/4 tazza foglie di menta
- 1 tazza di foglie di basilico
- 1/4 di cucchiaino di pepe nero macinato
- 1/3 cucchiaino di sale
- 1/2 tazza di olio d'oliva
- 1 1/2 cucchiaino miso
- 2 cucchiaini di succo di limone

Indicazioni:

1. Mettere tutti gli ingredienti nell'ordine in un robot da cucina o in un frullatore e quindi pulsare per 3-5 minuti ad alta velocità fino a quando non sono lisci.

2. Dare la mancia al pesto in una ciotola e poi servire.

Valore nutrizionale:

Calorie: 111.5 Cal

Grasso: 11,5 g

Carboidrati: 2,8 g

Proteine: 1,2 g

Fibra: 1,4 g

Salsa Alfredo

Tempo di preparazione: 5 minuti

Tempo di cottura: 0 minuti

Porzioni: 4

ingredienti:

- 1 tazza di anacardi, non salati, imbevuti di acqua tiepida per 15 minuti
- 1 cucchiaino di aglio tritato
- 1/4 di cucchiaino di pepe nero macinato
- 1/3 cucchiaino di sale
- 1/4 tazza lievito nutrizionale
- 2 cucchiai di tamari
- 2 cucchiai di olio d'oliva
- 4 cucchiai d'acqua

Indicazioni:

1. Scolare gli anacardi, trasferirli in un robot da cucina, aggiungere gli ingredienti rimanenti e pulsare per 3 minuti fino a quando la salsa spessa si unisce.
2. Servire subito.

Valore nutrizionale:

Calorie: 105.7 Cal

Grasso: 5,3 g

Carboidrati: 11 g

Proteine: 4,7 g

Fibra: 2 g

Salsa cremosa di formaggio

Tempo di preparazione: 6 MinutiServing: 2 tazze

ingredienti:

- 1cup anacardi, imbevuti
- 1/2teaspoon brodo vegetale in polvere
- 1teaspoon Senape di Digione
- 1/2teaspoon paprika
- 1/2teaspoon aglio in polvere
- 2 cucchiai di succo di limone fresco
- 1/2teaspoon sale
- 1/2cup lievito nutrizionale
- 1 tazza latte di mandorla
- 1/2teaspoon cipolla in polvere

Indicazioni:

1. Aggiungere gli anacardi in un frullatore.
2. Aggiungere la senape, il succo di limone, il lievito, la cipolla, il sale, l'aglio, la paprika, la polvere di brodo e frullare in una pasta liscia.
3. Servire con curry.

Salsa bolognese

Tempo di preparazione: 10 minuti

Tempo di cottura: 45 minuti

Porzioni: 8

ingredienti:

- 1/2 di piccolo peperone verde, tritato
- 1 gambo di sedano, tritato
- 1 carota piccola, tritata
- 1 cipolla bianca media, sbucciata, tritata
- 2 cucchiaini di aglio tritato
- 1/2 cucchiaino di scaglie di peperone rosso schiacciate
- 3 cucchiai di olio d'oliva
- Tempeh da 8 oncia, sbriciolato
- 8 once funghi bianchi, tritati
- 1/2 tazza lenticchie rosse secche
- Pomodori schiacciati da 28 oncia
- Pomodori interi da 28 oncia, tritati
- 1 cucchiaino di origano essiccato
- 1/2 cucchiaino di semi di finocchio
- 1/2 cucchiaino di pepe nero macinato
- 1/2 cucchiaino di sale
- 1 cucchiaino di basilico secco

- 1/4 tazza prezzemolo tritato
- 1 foglia di alloro
- Pasta di pomodoro da 6 oncia
- 1 tazza di vino rosso secco

Indicazioni:

1. Prendi un forno olandese, mettilo a fuoco medio, aggiungi olio e, quando sei caldo, aggiungi i primi sei ingredienti, mescola e tempo di cottura: per 5 minuti fino a salta.

2. Quindi passare il calore a livello medio-alto, aggiungere due ingredienti dopo l'olio d'oliva, mescolare e tempo di cottura: per 3 minuti.

3. Passare dal fuoco al livello medio-basso, mescolare in pasta di pomodoro e continuare la cottura per 2 minuti.

4. Aggiungere gli ingredienti rimanenti ad eccezione delle lenticchie, mescolare e portare a ebollizione il composto.

5. Passare il fuoco al livello basso, cuocere a fuoco lento per 10 minuti, coprendo parzialmente la padella, quindi aggiungere le lenticchie e continuare la cottura per 20 minuti fino a tenero.

6. Servire il sugo con pasta cotta.

Valore nutrizionale:

Calorie: 208.8 Cal

Grasso: 12 g

Carboidrati: 17,8 g

Proteine: 10,6 g

Fibra: 3,8 g

Salsa piccante di coriandolo e prezzemolo

Tempo di preparazione: 5 minuti

Tempo di cottura: 0 minuti

Porzioni: 4

ingredienti:

- 2 tazze di prezzemolo e foglie di coriandolo con steli
- 4 peperoncini di uccelli tailandesi, destimmed, deseeded, strappati
- 2 cucchiaini di aglio tritato
- 1 cucchiaino di sale
- 1/4 di cucchiaino di semi di coriandolo, macinati
- 1/4 di cucchiaino di pepe nero macinato
- 1/2 cucchiaino di semi di cumino, macinati
- 3 baccelli di cardamomo verde, tostati, macinati
- 1/2 tazza di olio d'oliva

Indicazioni:

1. Prendi un frullatore di spezie o un robot da cucina, mettici tutti gli ingredienti e elabora per 5 minuti fino a quando la pasta liscia si unisce.
2. Servire subito.

Valore nutrizionale:

Calorie: 130 Cal

Grasso: 14 g

Carboidrati: 2 g

Proteine: 1 g

Fibra: 1 g

Sugo di funghi

Tempo di preparazione: 20 MinutiServing: 10

ingredienti:

- 2 tazze affettate di funghi freschi
- 1 1/2 tazze più 2 cucchiai di brodo vegetale o fungo
- 2 cucchiai di vino rosso o bianco secco
- 1/4 tazza cipolla gialla tritata
- 1/2 cucchiaino di timo essiccato macinato
- 1/4 di cucchiaino di salvia macinata
- Sale e pepe nero appena macinato
- 1/2 a 1 cucchiaino di sugo vegano browner

Indicazioni:

1. Unire la cipolla e 2 cucchiai di brodo nella pentola istantanea aperta a bassa e cuocere a fuoco lento fino a quando la cipolla si ammorbidisce.
2. Aggiungere i funghi e ammorbidire di più prima di aggiungere salvia, timo e vino.
3. Aggiungere metà del brodo e far bollire.
4. Ridurre il fuoco e cuocere a fuoco lento per 5 minuti.
5. Aggiungere il brodo rimanente, quindi mettere in un frullatore e rendere liscio.
6. Rimettere nella pentola istantanea, sale e pepe, quindi sigillare e cuocere il tempo: sullo stufato per 10 minuti.

7. Depressurizzare naturalmente e servire caldo.

Hummus sano con un vaso

Tempo di preparazione: 1 HR 15 MinutiServing: 2
ingredienti:

- 1 tazza di fagioli garbanzo secchi
- 2 tazze d'acqua
- 1/2 cucchiaino sale
- 1 cucchiaino cumino
- 2 spicchi d'aglio
- Succo di 1/2 limone

Indicazioni:

1. Risciacquare e scolare i fagioli garbanzo. Aggiungere fagioli e acqua a Instant Pot e Tempo di cottura: per 1 ora su impostazione manuale, alta pressione. Impostare la maniglia di rilascio del vapore su "sigillatura".

2. Quando il timer esole, utilizzando le indicazioni a sganfio rapido, rilasciare immediatamente il vapore.

3. Mettere i fagioli garbanzo insieme agli ingredienti rimanenti in un frullatore. Utilizzare l'acqua riservata dopo aver cucinato i fagioli.

4. Frullare il composto in alto fino a quando cremoso liscio e servire.

Salsa Sriracha in vaso istantaneo

Tempo di preparazione: 30 MinutiServings: 2 tazze di Sriracha
ingredienti:

- 1 libbre di peperoncino rosso (jalapeno, Fresno, ecc.
- 6 spicchi d'aglio, pelati
- 1/2 tazza aceto distillato
- 3 cucchiai di zucchero di canna
- 1/3 tazza di acqua
- 1 cucchiaio di sale

Indicazioni:

1. Tritare i peperoncini e metterli in un frullatore.
2. Aggiungere gli ingredienti rimanenti nel frullatore e frullare in alto fino a quando non è liscio.
3. Versare questa miscela in Instant Pot. Accendere il pulsante salta. Quindi impostare il pulsante 'Regola' due volte per modificare l'impostazione del calore su 'Meno'.
4. Lasciare soffriggere il composto per circa 15 minuti mescolando di tanto in tanto. Dopo 15 minuti, lasciare raffreddare la salsa per circa 15 minuti.
5. Conservare lo sriracha in contenitori di vetro e tenerlo in frigo per 2 settimane.

Snack

Toast al pomodoro e al pesto

Tempo di preparazione: 5 minuti

Tempo di cottura: 0 minuti

Porzioni: 4

ingredienti:

- 1 pomodoro piccolo, affettato
- 1/4 di cucchiaino di pepe nero macinato
- 1 cucchiaio di pesto vegano
- 2 cucchiai hummus
- 1 fetta di pane integrale, tostato
- Semi di canapa se necessario per guarnire

Indicazioni:

1. Stendere l'hummus su un lato del pane tostato, finire con fette di pomodoro e poi cospargere di pesto.
2. Cospargere di pepe nero sul pane tostato insieme ai semi di canapa e poi servire immediatamente.

nutrizione:

Calorie: 214 Cal

Grassi: 7,2 g

Carboidrati: 32 g

Proteine: 6,5 g

Fibra: 3 g

Frittelle di carote e patate dolci

Tempo di preparazione: 10 minuti

Tempo di cottura: 8 minuti

Porzioni: 10

ingredienti:

- 1/3 tazza farina di quinoa

- 1 1/2 tazze di patate dolci triturate

- 1 tazza di carota grattugiata

- 1/3 cucchiaino di pepe nero macinato

- 2/3 cucchiaino di sale

- 2 cucchiaini di curry in polvere

- 2 uova di lino

- 2 cucchiai di olio di cocco

Indicazioni:

1. Mettere tutti gli ingredienti in una ciotola, ad eccezione dell'olio, mescolare bene fino a quando combinato e quindi modellare il composto in dieci piccole polpette

2. Prendi una padella grande, posizionala a fuoco medio-alto, aggiungi olio e quando si scioglie, aggiungi polpette e Tempo di cottura: per 3 minuti per lato fino a doratura.

3. Servire subito

nutrizione:

Calorie: 70 Cal

Grasso: 3 g

Carboidrati: 8 g

Proteine: 1 g

Fibra: 1 g

Chip di tortilla di chipotle e lime

Tempo di preparazione: 10 minuti

Tempo di cottura: 15 minuti

Porzioni: 4

ingredienti:

- 12 once di tortillas integrali

- 4 cucchiai di condimento chipotle

- 1 cucchiaio di olio d'oliva

- 4 lime, spremuti

Indicazioni:

1. Sbattere insieme olio e succo di lime, spazzolarlo bene sulle tortillas, quindi cospargere con condimento chipotle e cuocere per 15 minuti a 350 gradi F fino a croccante, girando a metà strada.

2. Al termine, lasciare raffreddare la tortilla per 10 minuti, quindi romperla in trucioli e servire.

nutrizione:

Calorie: 150 Cal

Grasso: 7 g

Carboidrati: 18 g

Proteine: 2 g

Fibra: 2 g

Hummus zucchine

Tempo di preparazione: 5 minuti

Tempo di cottura: 0 minuti

Porzioni: 8

ingredienti:

- 1 tazza di zucchine a dadini
- 1/2 cucchiaino di sale marino
- 1 cucchiaino di aglio tritato
- 2 cucchiaini di cumino macinato
- 3 cucchiai di succo di limone
- 1/3 tazza tahini

Indicazioni:

1. Mettere tutti gli ingredienti in un robot da cucina e pulsare per 2 minuti fino a quando liscio.
2. In punta l'hummus in una ciotola, cospargere di olio e servire.

nutrizione:

Calorie: 65 Cal

Grasso: 5 g

Carboidrati: 3 g

Proteine: 2 g

Fibra: 1 g

Toast all'avocado e germogli

Tempo di preparazione: 5 minuti

Tempo di cottura: 0 minuti

Porzioni: 4

ingredienti:

- 1/2 di un avocado medio, affettato
- 1 fetta di pane integrale, tostato
- 2 cucchiai di germogli
- 2 cucchiai hummus
- 1/4 cucchiaino di scorza di limone
- 1/2 cucchiaino di semi di canapa
- 1/4 di cucchiaino di scaglie di peperone rosso

Indicazioni:

1. Stendere l'hummus su un lato del toast e quindi finire con fette di avocado e germogli.
2. Cospargere con scorza di limone, semi di canapa e fiocchi di pepe rosso e poi servire immediatamente.

nutrizione:

Calorie: 200 Cal

Grassi: 10,5 g

Carboidrati: 22 g

Proteine: 7 g

Fibra: 7 g

DESSERT E BEVANDE

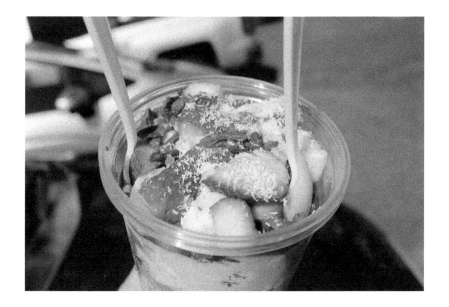

Biscotti al cioccolato

Tempo di preparazione: 10 minuti

Tempo di cottura: 25 minuti

Porzioni: 12

ingredienti:

- 1 cucchiaino di estratto di vaniglia
- 1/2 tazza burro di cocco, fuso
- 1 cucchiaio di farina di lino combinato con 2 cucchiai d'acqua
- 4 cucchiai di zucchero di cocco
- 2 tazze di farina
- 1/2 tazza gocce di cioccolato vegano non zuccherate

Indicazioni:

1. In una ciotola mescolare il farina di lino con estratto di vaniglia e zucchero e mescolare bene.
2. Aggiungere burro fuso, farina e metà delle gocce di cioccolato e mescolare tutto.
3. Trasferisci questo in una padella che si adatta alla tua friggitrice d'aria, stendere il resto delle gocce di cioccolato in cima, introdurre nella friggitrice a 330 gradi F e cuocere per 25 minuti.
4. Affettare quando fa freddo e servire.
5. godere!

Nutrizione: calorie 230, grassi 12, fibra 2, carboidrati 13, proteine 5

Barrette di cocco e semi

Tempo di preparazione: 10 minuti

Tempo di cottura: 35 minuti

Porzioni: 4

ingredienti:

- 1 tazza di cocco, triturato
- 1/2 tazza mandorle
- 1/2 tazza noci pecan, tritate
- 2 cucchiai di zucchero di cocco
- 1/2 tazza semi di zucca
- 1/2 tazza semi di girasole
- 2 cucchiai di olio di girasole
- 1 cucchiaino di noce moscata, macinato
- 1 cucchiaino di torta di zucca spezia

Indicazioni:

1. In una ciotola, mescolare mandorle e noci pecan con semi di zucca, semi di girasole, cocco, noce moscata e spezie di torta e mescolare bene.

2. Scaldare una padella con l'olio a fuoco medio, aggiungere zucchero, mescolare bene, versare questo

su noci e cocco mescolare e mescolare bene.

3. Stendere questo su una teglia foderata che si adatta alla friggitrice d'aria, introdurre nella friggitrice d'aria e nel tempo di cottura: a 300 gradi F e cuocere per 25 minuti.

4. Lasciare da parte il mix per raffreddare, tagliare e servire.

5. godere!

Nutrizione: calorie 252, grassi 7, fibra 8, carboidrati 12, proteine 7

Torta ai mirtilli

Tempo di preparazione: 10 minuti

Tempo di cottura: 30 minuti

Porzioni: 6

ingredienti:

- 1/2 tazza farina integrale
- 1/4 di cucchiaino di lievito in polvere
- 1/4 di cucchiaino di stevia
- 1/4 tazza mirtilli
- 1/3 tazza latte di mandorla
- 1 cucchiaino di olio d'oliva
- 1 cucchiaino di semi di lino, macinato
- 1/2 cucchiaino di scorza di limone, grattugiato

- 1/4 di cucchiaino di estratto di vaniglia
- 1/4 di cucchiaino di estratto di limone
- Spray da cucina

Indicazioni:

1. In una ciotola mescolare la farina con lievito in polvere, stevia, mirtilli, latte, olio, semi di lino, scorza di limone, estratto di vaniglia ed estratto di limone e sbattere bene.

2. Spruzzare una teglia con spray da cucina, allinearla con carta pergamena, versare la pastella per torte, introdurre nella friggitrice e nel tempo di cottura: a 350 gradi F per 30 minuti.

3. Lasciare raffreddare, affettare e servire la torta.

4. godere!

Nutrizione: calorie 210, grassi 4, fibra 4, carboidrati 10, proteine 4

Banane semplici e dolci

Tempo di preparazione: 10 minuti

Tempo di cottura: 15 minuti

Porzioni: 4

ingredienti:

- 3 cucchiai di burro di cocco
- 2 cucchiai di farina di lino abbinata a 2 cucchiai d'acqua
- 8 banane, pelate e dimezzate
- 1/2 tazza farina di mais
- 3 cucchiai di cannella in polvere
- 1 tazza di pangrattato vegano

Indicazioni:

1. Scaldare una padella con il burro a fuoco medio-alto, aggiungere pangrattato, mescolare e cuocere il tempo: per 4 minuti e poi trasferirlo in una ciotola.
2. Arrotolare ogni banana in farina, farina di lino e mix di pangrattato.
3. Disporre le banane nel cestino della friggitrice ad aria, la polvere con zucchero alla cannella e il tempo di cottura: a 280 gradi F per 10 minuti.
4. Trasferire su piatti e servire.
5. godere!

Nutrizione: calorie 214, grassi 1, fibra 4, carboidrati 12, proteine 4

Torta di mandorle e vaniglia

Tempo di preparazione: 10 minuti

Tempo di cottura: 30 minuti

Porzioni: 8

ingredienti:

- Stevia da 1 e 1/2 tazza
- 1 tazza di farina
- 1/4 tazza cacao in polvere+ 2 cucchiai
- 1/2 tazza di latte di mandorla al cioccolato
- 2 cucchiaini di lievito in polvere
- 2 cucchiai di olio di colza
- 1 cucchiaino di estratto di vaniglia
- 1 e 1/2 tazze di acqua calda
- Spray da cucina

Indicazioni:

1. In una ciotola mescolare la farina con 2 cucchiai di cacao, lievito in polvere, latte di mandorla, olio ed estratto di vaniglia, sbattere bene e stendere sul fondo di una teglia unta con spray da cucina.

2. In una ciotola separata, mescolare la stevia con il resto

del cacao e dell'acqua, sbattere bene e stendere sulla pastella nella padella.

3. Introdurre nella friggitrice e nel tempo di cottura: a 350 gradi F per 30 minuti.

4. Lasciare raffreddare, affettare e servire la torta.

5. godere!

Nutrizione: calorie 250, grassi 4, fibra 3, carboidrati 10, proteine 2

Budino di caffè

Tempo di preparazione: 10 minuti

Tempo di cottura: 10 minuti

Porzioni: 4

ingredienti:

- 4 once burro di cocco
- 4 once cioccolato vegano fondente, tritato
- Succo di 1/2 arancia
- 1 cucchiaino di lievito in polvere
- 2 once farina integrale
- 1/2 cucchiaino di caffè istantaneo
- 2 cucchiai di farina di lino abbinata a 2 cucchiai d'acqua
- 2 once di zucchero di cocco

Indicazioni:

1. Scaldare una padella con il burro di cocco a fuoco medio, aggiungere cioccolato e succo d'arancia, mescolare bene e togliere il fuoco.

2. In una ciotola, mescolare lo zucchero con caffè istantaneo e farina di lino, battere con il mixer, aggiungere mix di cioccolato, farina, sale e lievito in polvere e mescolare bene.

3. Versare questo in una padella unta, introdurre nella friggitrice d'aria, Tempo di cottura: a 360 gradi F per 10

minuti, dividere tra i piatti e servire.

4. godere!

Nutrizione: calorie 189, grassi 6, fibra 4, carboidrati 14, proteine 3

Toast alla mela e al miele

Tempo di preparazione: 5 minuti

Tempo di cottura: 0 minuti

Porzioni: 4

ingredienti:

- 1/2 di mela piccola, cored, affettata
- 1 fetta di pane integrale, tostato
- 1 cucchiaio di miele
- 2 cucchiai hummus
- 1/8 cucchiaino di cannella

Indicazioni:

1. Stendere l'hummus su un lato del toast, finire con fette di mela e poi cospargere di miele.
2. Cospargere la cannella su di esso e poi servire subito.

nutrizione:

Calorie: 212 Cal

Grasso: 7 g

Carboidrati: 35 g

Proteine: 4 g

Fibra: 5,5 g

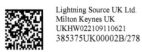
Lightning Source UK Ltd.
Milton Keynes UK
UKHW022109110621
385375UK00002B/278